Libro de Cocina

Dieta Dash

La Mejor Guía Para Perder Peso Y Presión Arterial Alta

(Adelgazar)

Juana Castro

<u>TERMINOS Y CONDICIONES</u>

Ninguna Parte de este libro debe ser transmitida o reproducida de ninguna manera, incluyendo medios electronicos, impresos, escaneados, fotocopias, grabaciones o mecanicos sin permiso previo por escrito del autor. Toda la información, ideas e instrucciones solo tienen propósito educativo. El autor ha tratado de asegurar la mayor precisión del contenido entregado en el libro, a todos los lectores se les aconseja seguir estas instrucciones bajo su responsabilidad. El autor de este libro no será responsable de cualquier daño involuntario, personal o incluso comercial causado por mala interpretación de la información presentada en el libro. Se insta a los lectores a buscar ayuda prefesional cuando sea necesario.

Contenido

Capítulo 1

Esta guía sobre la dieta DASH contiene recetas deliciosas y fáciles de hacer, con el objetivo de perder peso de manera efectiva y sostenible, con instrucciones fáciles de entender.

¿Quieres bajar tu tensión arterial? ¿Estás listo para bajar de peso y fortalecer tu cuerpo para que sea, a la vez, saludable y fuerte? ¡La dieta DASH te ayudará!

Este libro te ayudará a regular tu tensión arterial, a bajar de peso, a mejorar la salud de tu corazón y a disfrutar de un estilo de vida más saludable.

Tostada francesa con místico puré de manzana

Ingredientes:
- 4 - 5 rebanadas de pan de trigo
- 2 huevos
- ½ taza de leche
- 1 cditas de canela en polvo
- 2 cdasde azúcarblanca
- 1/2 taza de puré de manzana sin endulzantes

Modo de preparación:
1. Vamos a comenzar juntando todos los ingredientes en un mismo lugar, esto lo hará más fácil.
2. En un tazón grande coloque la canela, huevos, leche, azúcar y el puré de manzana, ya que esté todo junto, vamos a mezclarlos.
3. Este paso es el paso más importante de la receta. ¡Atento!:-)
4. Remojar por separado cada

rebanada de pan hasta que la mezcla sea absorbida.

5. Ya está casi todo listo, solo nos queda un paso más.

6. Cocine en un sartén poco aceitado o puede ser a la plancha a fuego medio hasta que se doren por ambos lados.

7. Sirva cuando esté caliente.

8. ¡Terminamos! ¡A comer!

Porciones: 4 a 5

Pollofrito

Ingredientes:
- 1 1/2 cdas de jugo de naranja
- 1/2 kgpechuga de pollo cortada en cubos pequeños
- 1 cditas de maicena
- Media cdita de salsa teriyaki
- 3/4 taza de coliflorcortada
- 1/2 cda de Kikkopan o cualquier otra salsa de soya baja en sodio.
- 1/2 cdas de aceite de oliva
- 1/2 taza de guisantesdescongelados
- 1/2 cdita de semillas de ajonjolí

Modo de preparación:
1. Juntar todos los ingredientes en un lugar para tener todo al alcance.
2. Esparcir aceite de oliva en un sartén Wok y calentar a fuego medio-alto, voltear el pollo y saltear por 10 minutos, o hasta que el pollo se cocine.
3. Ahora podemos seguir con el paso

más importante.

4. Mientras tanto, batir en un pequeño tazón junto el jugo de naranja,Kikoman, salsa teriyaki, y maicena. Ponerlo a un lado.

5. Falta una cosa para terminar.

6. Agregar el repollo cortado, los guisantes, el brócoli y la mezcla de jugo de naranja y cocinar durante 5 minutos.

7. Colocar semillas de ajonjolí sobre la mezcla y servir un tazón de arroz integral a un lado.

8. Huela el delicioso aroma y servir.

Porciones: 2

Brochetas Legendarias de Fruta y Salsa de Queso

Ingredientes:

- 3 - 4 tazas de fresas
- 1/2 taza de kiwi cortado en cubos
- 1 1/2 - 2 tazas de morasazules
- 1/2 taza de yogurt griego sin grasa
- 25 - 50 grde queso crema suave bajo en grasa
- 2 taza de uvas rojas sin semilla
- Brochetas
- 1/2 cdita de extracto de vainilla
- 1 1/2 - 2 cdas de azúcar

Modo de preparación:

1. Nuestro primer paso, es conseguir todos los ingredientes y tenerlos al alcance.

2. Juntar el azúcar, vainilla, yogurt y el queso cremaen un tazóny revolver hasta que el azúcar se disuelva, meter en el refrigerador.

3. Sólo nos falta un paso para terminar la receta.

4. Ahora, vamos a colocar las frutas sobre las brochetas alternando el kiwi, uvas, y fresas, al final colocar las moras azules. Colocar la salsa que preparamos anteriormente sobre las brochetas y meterlas al refrigerador.

5. Cuando esté lista para servir, sacar del refrigerador.

6. ¡Muy bien! Al fin terminamos la receta. ¡A comer!

Porciones: 3 a 5

Original Crepa de Calabaza

Ingredientes
- 1 - 2 huevos
- 1 - 2 cdtas de sal
- 1 - 2 cdas de levadura en polvo
- 1 - 2 tazas de leche baja en grasa
- 2 - 3 tazas de harina
- 1 - 3 cdas de azúcarmorena
- 1-2 cditas de especias de pastel de calabaza
- 1 1/2 - 2 cdas de aceite vegetal
- 1/2 taza de Calabaza enlatada

Modo de preparación:
1. Reunir todos los ingredientes.
2. Batir los huevos en un tazón.
3. Ahora podemos proseguir al siguiente paso que es muy importante.
4. Juntar la mezcla de huevos con leche y aceite, batir bien.
5. Mezclar con la harina, levadura en polvo, especias, azúcar y sal al

huevo batido.

6. Caliente un sartén antiadherente engrasado y poner la mezcla ya que esté caliente.

7. Ya casi queda todo listo, solo nos queda un paso más.

8. Cocine todo hasta que quede firme y tenga un tono café claro y voltear para que los dos lados se cocinen.

9. ¡Servir y disfrute el sabor!

10. ¡Perfecto, al fin terminamos la receta!

Crepa Estilo Italiana

Ingredientes:

- 2 huevosorgánicos
- 2 cdita de perejil de hoja plana, picado
- Sal al gusto
- 2 - 2 3/4 taza de champiñones rebanados
- 1/2 taza de quesoparmesanorallado
- 1/2 cda de mantequilla baja en sodio
- 1/2 cda de leche sin grasa
- 1/2 cda de tomillo seco
- 2 piezas de chalote cortado en rebanadas
- 3 huevosblancos

Modo de preparación:

1. Nuestro primer pasoesreunirtodoslosingredientes.
2. Precalentar el horno a 160°
3. Este paso es el más importante de la receta, ¡atención!
4. Derretir la mantequilla sobre una

olla a prueba del horno, salteé los chalotes durante 5 minutos aproximadamente.

5. Poner el perejil sobre los champiñones, tomillo y sazonar con pimienta.

6. Mientras tanto, batir los huevos orgánicos y los huevos blancos en un tazón grande, después mezclarlos con leche y queso parmesano.

7. Verter la mezcla sobre los champiñones en una cacerola, asegúrese que todo quede cubierto con esa misma mezcla.

8. Cocinar durante 5 minutos o hasta que se junten los ingredientes.

9. Solo nos queda un paso por realizar.

10. Apague la estufa y lleve la olla hacia el horno, calentar durante 10 a 12 minutos.

11. Ahora ya puede comenzar a servir con una rebanada de pan

integral y fruta en un lado.
12. El olor es exquisito, deléitese con el aroma que desprende.

Porciones: 3

Rápida sopa de fideos con jengibre y verduras

Ingredientes:

- 1/2 zanahoriapelada y cortadafinamente
- 1/2 taza de frijoles blancos sin sal
- 3/4 cda de jengibre pelado y picado
- 1 1/2 - 2 cuartos de tomatemachacado
- 1/2 cdita de aceite de oliva
- 1/2 cebolla amarilla grande cortada en rebanadas
- 1/2 taza de leche de soya sencilla
- 1/2-1 taza de cilantro fresco picado
- 1/2 diente de ajopicado
- 20-50 grde fideos secos de soba o alforfón
- 1 1/2 - 2 cdas de soya baja en sodio

Modo de preparación:

1. El primer paso, es reunir todos los ingredientes para facilitar la receta.
2. Tomar un sartén y llenar 1/2 con agua, dejar que hierva.Agregar los fideos y cocinarlos hasta que se suavicen, les toma aproximadamente 7 minutos.
3. Escurrir y dejarlos a un lado. En una cacerola grande calentar el aceite a fuego medio.
4. Ahora, agregue la cebolla y salteé hasta que esté suave. Después, añadir el jengibre y la zanahoria, salteé de nuevo durante 4 minutos más. Agregar el ajo, (no deje que se torne café).
5. Añadir las 3 tazas de agua y la salsa de soya, dejar que hierva.Agregar los tomates ya cortados y los frijoles blancos, dejar que hierva nuevamente.
6. Bajar la llama a medio-bajo y hervir a fuego lento hasta que las

verduras estén bien cocinadas y suaves, es alrededor de 4 minutos.

7. Juntar los fideos con la leche de soya y cocinar, no dejar que hierva.
8. Quitar la olla del fuego y poner el cilantro.
9. Servir
10. ¡Excelente! Al fin terminamos la receta ¡A comer!

Suprema Fritatta de Espárragos y Cebolla Caramelizada

Qué necesitas:
- 1 tazas de espárragos, cortados en trozos de 1 pulgada
- 2 a 3cebollinescortados
- 4- 6 huevosgrandes
- 1/2 cucharadita de sal kosher
- 1/2 a 1 taza más una cucharada de queso Parmesano
- 2 a 3 cucharaditas de vinagre balsámico

- Pimienta molida fresca para sazonar
- 1 cucharadita de aceite de oliva
- 1/2 taza de albahaca fresca, cortada finamente
- 1/2 cebolla mediana cortada en rodajas

Preparación:

1 Primero que todo, reunir todos los ingredientes en el mismo lugar.

2 Precalentarel horno a fuego alto.

3 Poner una sarténresistente al calor (10 pulgadas) en la cocina a fuego medio.

4 Agregar el aceite de oliva y las cebollasy freir hasta que estén suaves y ligeramente doradas o caramelizadas,   por aproximadamente 5 minutos. Añadir el vinagre balsámico alas cebollas y revolver.

5 Cubrirlos espárragos con dos cucharadas de aguay cocer al

vapor por unos 4 minutos, revolviendo de vez en cuando.

6 Ahora podemos proceder con el siguiente pasomásimportante.

7 Mientras tanto, en un bol mediano batir los huevos junto con ¼ taza de queso Parmesano rallado, ½ cucharadita de sal kosher yun poco de pimienta recién molida.

8 A la sarténcon los espárragos y las cebollas ya cocidos, agregar los cebollines, la albahaca y ½ cucharadita de sal Kosher a. Mezclar para combinar.

9 Luego añadir la mezcla de huevos a los espárragos y cebollas; mezclarbrevemente con una espátula, moviendo el huevo cocido desde abajo hacia arriba.

10 Cocinar a fuego medio por unos cuatro minutos.

11 Aún queda algo por hacer.

12 Ponerel sarténen el horno durante unos 5 minutos o hasta que burbujee o esté ligeramente dorada.

13 Retirar del horno y agregarle encima las dos cucharadas de queso Parmesano restantes y dejar reposar por 5 minutos o más.

14 Transferir la fritatta desde la sarténa la tabla de cortar para dividirlaen cuatro trozos.

15 ¡Ya puedes disfrutarla!

Porciones: 3

Extraordinario Combo de Aguacate y Huevos

Ingredientes:
- 2 huevos enteros
- 1/2 lonja de queso Suizo rallado
- 1 cucharadas de leche baja en grasa
- Salsa picante Sriracha
- 1 1/2 una lámina de jamón magro
- 2 claras de huevo
- Aerosol para cocinar
- ½ aguacate cortado en cuadrados de ½ pulgada
- Pimienta a gusto

El método de preparación

1 Primero que todo reunir todos los ingredientes en un lugar.

2 En un bol, revolver los huevos enteros y las claras juntos.Condimentar con pimienta y una pizca de salsa Sriracha.

3 Ahora podemos proceder con el

próximo paso más importante.

4 Calentar a fuego medio-bajo un sartén anti-adherente cubierto con aerosol para cocinar.

5 Aún queda algo por hacer.

6 Cuando el sartén esté caliente, agregar la mezcla de huevos y revolver frecuentemente. Cocinar hasta que los huevos estén casi listos pero aún un poco líquidos. Agregar el aguacate picado, el jamón y el queso y cocinar durante algunos minutos hasta que el queso se derrita.

7 Ahora servir con frutos del bosque o con un trozo de melón fresco al lado.

8 ¡Ahora puedes disfrutarlo!

Porciones: 2

Nachos Legendarios

Ingredientes

- Aerosol para cocinar
- 8 onzas pavo magro molido
- Media cucharadita de chile en polvo
- 3/4 taza de tomate cortado en cubitos
- 3/4 taza salsa baja en sodio
- 1 cucharadas de cilantro picado
- 1/2 kg de tomates pequeños
- 1/2 taza de lechuga iceberg (escarola) picada
- 2 papas
- Media taza de queso chedar rallado

El método de preparación

1. Juntar todos los ingredientes en un solo lugar.
2. Poner el horno a 400°F.
3. Ahora podemos proseguir con el próximo paso.
4. Cortar las patatas con piel con

un grosor de aproximadamente ¼ de pulgada.

5. Poner las patatas en una bandeja para hornear, ligeramente cubiertas con aerosol para cocinar. Ponerlas en el horno y cocinarlas por 30 minutos aproximadamente.

6. Mientras las patatas se cocinan, poner el pavo molido en una sartén calentada a fuego medio.

7. Sazonar con el chile en polvo y cocinar por 5 minutos o hasta que el pavo se vea marrón.

8. Cuando las patatas estén bien cocidas, transferirlas a una fuente resistente al horno.

9. Cubrirlas con la carne de pavo molida y el queso rallado. Volver a ponerlas al horno y esperar que el queso se derrita durante tres minutos.

10. Aún queda una cosa por hacer.

11. Sacar la fuente del horno y entonces esparcirlos vegetales y la salsa sobre las patatas y el pavo.

12. Disfrutar el aroma y servir.

Porciones: 3 a 4

Elegante Revuelto de Tofu Picante

Ingredientes:
- 1/2 a 1 chiles poblano frescos,sin semillas y picados
- 1cucharada de jugo de limón
- 1 cucharadas de aceite de oliva
- 1 taza de cebolla picada
- 1/2 cucharadita de orégano
- 1 a 2 tomates ciruela, sin semilla y picados (más o menos 1 taza)
- 1 cucharadita de chile en polvo
- Ramitas de cilantro fresco
- 2 dientes de ajopicados
- 1 cucharadita de comino molido
- 1 (15 a 18-onzas)envaseextra firme de tofu empacado en agua(cuajada de soja fresca)
- ¼ a 1 cucharadita de sal

Instrucciones:
1. Primero que todo juntar los ingredientes en un solo lugar.
2. Escurrir el líquido del tofu y

cortarlo por la mitad.

3. Ahora podemos seguir adelante con el próximo paso más importante.

4. Secar el tofu en toallas de papel para asegurarse que está seco.

5. Parta el tofu en pequeños pedazos y deje a un lado.

6. Poner el aceite de oliva en una sartén anti-adherente y calentar bien.

7. Agregar la cebolla, los chiles, el ajo y saltear por 5 minutos.

8. Mezclar con las especias y condimentos.

9. Cocinar la mezcla por 35 segundos aproximadamente.

10. Agregar el tofu y cocinar por 8 minutos.

11. Casi listo excepto por el siguiente paso.

12. Antes de servir mezclar con un poco de jugo de limón y con los tomates.

13.	Ahora puedes servirlo adornado con cilantro fresco.

14.	Disfrutar el aroma y servir.

Divertida Ensalada de Brócoli

Qué necesitas:

- ½ cucharada de miel
- 1/2 zanahoria pequeña pelada y picada
- ¼ taza de yogurt natural sin grasa
- 1 ½ cucharaditas de semillas de girasol tostadas
- ½ cucharada de vinagre
- 2 paquetes de tallos de apio cortados en rodajas finas
- ¾ taza de flores de brócoli picadas
- Media taza de pechuga de pollo cocida cortada en tiras
- ¼ taza de uvas sin semilla cortadas

Cómo prepararla:

1. Juntar todos los ingredientes en un lugar.
2. En un bol de ensalada mezclar suavemente las flores de

brócoli, las uvas, la zanahoria, el apio y la pechuga de pollo en un bol.

3. Ahora podemos proceder con el siguiente paso más importante.
4. Mientras tanto, en un bol pequeño agregar el yogurt, la miel, el vinagre y mezclar bien.
5. Solo falta el siguiente paso.
6. Agregar el aderezo al bol con la ensalada y revolver.
7. Decorar echando las semillas de girasol encima y servir.
8. Ya puedes disfrutarla.

Porciones: 4 a 5

Sopa Verde de Brócolí Tamaño Gigante

Qué necesitas:
- 1/2 taza de apio cortado en cubitos (1/4-pulgada)
- 3 cucharaditas de cáscara de limón recién rallado
- 2 libras de brócoli
- ½ - 1 taza de cebolla en cubitos(1/4-pulgada)
- Sal gris
- 2 cucharaditas de hojas de tomillo fresco finamente picadas
- Pimienta negra recién molida
- 3 cucharadas de ajo molido
- 3 tazas de espinaca envasada
- 3 cucharadas de aceite de oliva extra-virgen
- 1 cucharadas de mantequilla sin sal
- 4 tazas de caldo de verduras

Cómo preparar:

1. Reunir todos los ingredientes en un solo lugar.
2. Cortar las flores del brócoli de los tallos.
3. Pelar la piel externa dura de los tallos y cortar los extremos fibrosos. Luego cortar los tallos longitudinalmente en trozos de ¼ a ½ pulgada de grosor y luego transversalmente en trozos de ½ pulgada, más o menos.
4. Calentar el aceite de oliva y la mantequilla en una olla para sopa a fuego medio o medio-alto.
5. Ahora debes añadir el ajo y cocinar hasta que esté ligeramente dorado.
6. Agregar la cebolla y el apio. Bajar el fuego a medio y sazonar con sal y pimienta.
7. Cocinar lentamente los vegetales hasta que estén

blandos, aproximadamente de 12 a 15 minutos.

8. Regular el fuego, de manera que los vegetales se cocinen sin tomar color.

9. Agregar el tomillo y revolver. Añadir los tallos de brócoli, el caldo de verduras, sal y pimienta a gusto, y llevar a ebullición.

10. Cocer sin tapar durante 5 minutos, más o menos.

11. Agregar las flores de brócoli y continuar cocinando hasta que estén muy blandas durante unos 7 minutos o más. Luego moler la sopa en una licuadora en lotes pequeños o medianos.

12. Ahora añadir un poco de espinaca y un poco de cáscara de limón a cada lote y luego licuar.Devolver la sopa a la olla y recalentar a fuego suave.

13.	Pruebe y ajuste el condimento con sal y pimienta. Mantenga caliente.

14.	Disfrute el aroma y sirva.

Mística Ensalada de Atún

Ingredientes:
- 2 a 4cucharadas de queso parmesano rallado
- 1 a 2 cucharadas de aceite de oliva extra-virgen
- 4 tazas de rúcula
- 8 onzas de atún ligero en agua enlatado, escurrido
- Media taza de cabezas de cebollines picados
- 3 cucharadas de vinagre de vino tinto
- 2 tazas de pasta cocida

Instrucciones:
1 Reunir todos los ingredientes en un solo lugar.
2 En un bol pequeño o mediano mezclar el atún con el aceite, el vinagre, la pasta cocida, los cebollines y la rúcula.
3 Dividir la ensalada en cuatro

platos,más o menos, y luegoponer queso parmesano rallado encima de cada uno.

4 Disfrutar el aroma y servirla.

Porciones: 3

Tiempo: 10 minutos

Extraordinario blast off de frutos del bosque

Lo que necesitas:
- 1/2 taza de fresas enjuagadas
- 1/2 a 1 taza de moras azules enjuagadas
- 1 a 2 tazas de granola baja en grasa
- 1/2 taza de yogur natural bajo en grasa

Instrucciones:
1. Reunir todos los ingredientes.
2. Tomar cuatro vasos pequeños.
3. Dividir las fresas entre los vasos.
4. Ahora podemos proceder con el paso más importante.
5. Espolvorear la granola sobre las fresas.
6. Al final, sólo falta hacer una cosa.
7. Cortar las moras azules y colocarlas sobre la granola.

8. Verter el yogur sobre las moras azules.
9. ¡Felicidades, disfruta esta deliciosa receta!

Porciones: De 3

Parfait extraordianrio para desayunar

Ingredientes
- Media taza de yogur frío sin grasa sabor fresa
- 1 taza de piña machucada
- 1/2 taza de granola
- Media cucharada de miel virgen
- 1/2 a 1 cucharadas de Mantequilla de maní
- 1 plátanos grandes en rebanadas

Cómo prepararlo
1. Reunir todos los ingredientes.
2. Distribuir las rebanadas de plátano en dos vasos para parfait.
3. Ahora podemos seguir con el siguiente paso más importante.
4. Colocar la mantequilla de maní sobre los plátanos seguida de la piña

machucada y al final añadir la granola.

5. Dividir el yogur de fresa en dos porciones y colocar sobre la granola.
6. Sólo falta hacer una cosa.
7. Cubrir los dos parfaits con lo que sobró de la piña machucada.
8. Ahora se puede servir.
9. ¡Felicidades, disfruta esta deliciosa receta!
10. Porciones: De 2 a 3

Sopa mística de calabaza

Lo que necesitas

- 1/4 de cucharadita de nuez moscada
- Pimienta recién molida al gusto
- 3/4 a 1 cebolla amarilla pequeña cortada en tiras
- 1/2 a 1 taza de leche sin grasa
- 15 onzas de puré de calabaza
- 1/4 a 1/2 de taza de agua
- 2 a 3 de tazas caldo de verduras sin sal
- Media cucharadita de canela en polvo

Pasos

1 Reunir todos los ingredientes.
2 Ahora, calentar 1/2 de taza de agua en una olla o cazo a temperatura media o alta. Añadir la cebolla cortada en tiras y cocinar durante aproximadamente 5 minutos.
3 Al final, sólo falta hacer una cosa.
4 Añadir la media taza de agua, el

puré de calabaza, la leche, el caldo de vegetales y condimentar con canela, nuez moscada y pimienta.

5 A conitnuación, dejar hervir y disminuir la temperatura; dejar hervir a fuego lento de 7 a 8 minutos.

6 Ya lo puedes servir mientras esté caliente.

7 Apreciar el aroma y servir.

Porciones: De 4 a 5

Histórica tostada francesa rellena

Ingredientes

- 1/2 a 1 taza de queso crema sin grasa (aproximadamente 5 onzas)
- 1 1/2 a 2 cucharadas de fresa o albaricoque para untar
- 1/2 a 1 cucharadita de vainilla
- Aceite para cocinar en aerosol
- Rebanadas de 1 pulgada de pan integral
- 1 claras de huevo
- 2 huevos ligeramente batidos
- 1/4 a 1/2 cucharadita de especia para pay de manzana
- 1/2 taza de fresa o albaricoque para untar
- 3/4 taza de leche sin grasa

Pasos

1. Reunir todos los ingredientes.
2. Colocar el queso crema en un bol
3. Ahora podemos seguir con el

paso más importante.

4. Combinar las 2 cucharadas de la fresa o el albaricoque y mezclar bien.

5. Tomar las rebanadas de pan y hacer un corte horizontal en medio de cada rebanada.

6. Colocar un poco de la mezcla de queso crema dentro de cada rebanada.

7. Poner las claras de huevo, los huevos ligeramente batidos, la vainilla, la leche y las especias de pay de manzana en un bol y mezclar bien.

8. Sumergir las rebanadas de pan en la mezcla de huevo y asegurarse de que ambos lados queden cubiertos de la mezcla.

9. Calentar una parrilla ligeramente rociada con aceite para cocinar y colocar el pan cubierto en huevo.

10. Dejar que las rebanadas de

pan se vuelvan de color marrón durante aproximadamente 5 minutos.

11.   Colocar el resto de la 1/2 taza de fresa o albaricoque para untar y calentar hasta que se derrita.

12.   Al final, sólo falta hacer una cosa.

13.   Untar la fruta derretida sobre el pan.

14.   Servir y disfrutar.

15.   ¡Felicidades, disfruta esta deliciosa receta!

Súper pudín integral sabor manzana canela

Lo que necesitas

- 1 tazas de leche sin grasa
- 1/2 cucharadita de canela en polvo
- 1/4 a 1 cucharadita de sal
- 1/2 manzana pequeña sin cáscara y cortada en cubos
- Aceite en aerosol para cocinar
- Media taza de pasas doradas
- 1 a 2 cucharadas de azucar moreno
- 3 huevos orgánicos
- 1/2 cucharadita de extracto de vainilla
- 3 rebanadas de pan integral en cubos

Instrucciones

1. Reunir todos los ingredientes.
2. Precalentar el horno a 325 grados Fahrenheit
3. Ahora podemos proceder con el

paso más importante.

4. En un bol grande, mezclar la leche sin grasa, los huevos, la canela, el azúcar moreno, el extracto de vainilla y la sal. Incorporar todo bien.

5. Añadir los cubos de pan junto con las manzanas y las pasas. Asegurarse de que todos los ingredientes estén bien mezclados y el pan esté cubierto del líquido.

6. Tomar un refractario para hornear cuadrado de unas 8 pulgadas y cubrirlo con aceite para cocinar en aerosol.

7. A continuación, vaciar el pudín al refractario y cubrirlo con papel aluminio.

8. Sólo falta hacer una cosa.

9. Hornear durante 40 minutos.

10. Retirar el papel aluminio y hornear durante 20 o 30 minutos o hasta que la superficie se

vuelva color marrón dorado.

11.   Ahora, permitir que se enfríe unos cuantos minutos antes de servir.

12.   ¡Felicidades, disfruta esta deliciosa receta!

Porciones: De 4 a 5

Extraordinaria ensalada de papa y mayonesa

Ingredientes

- 2 cucharaditas de pimienta negra
- 1 onzas de papas en cubos hervidas o cocidas al vapor
- 1 1/2 a 2 1/2 cucharada de vinagre de vino tinto
- 1/2 cucharada de mostaza de Dijón
- 1 a 3 cucharadas de eneldo picado
- 1 zanahorias grandes en cubos
- 1/2 a 1 taza de mayonesa baja en calorías
- 1/2 a 1 cebolla amarilla picada
- 1 a 2 tallos de apio en cubos

Método de preparación

1. Reunir todos los ingredientes.
2. Tomar un bol grande, añadir todos los ingredientes y revolver bien. Servir

inmediatamente.
3. Apreciar el aroma y servir.

Mini Omelets de Brócoli y Queso

Lo que necesita:
- Espray de cocina
- ¼ a 1 taza de queso Cheddar semidesnatado
- ¼ taza de Queso Romano Rallado
- ½ taza de Claras de huevo
- Sal y pimienta fresca
- 1 a 2 cucharadas de aceite de oliva
- 3 tazas de brotes de brócoli
- 4 Huevos enteros

Preparación
1. Junte todos los ingredientes en un lugar.
2. Precaliente el horno a 330°F (160 °C)
3. Por favor, cocine al vapor el brócoli con un poco de agua por 10 a 15 minutos aproximadamente.

4. Cuando el brócoli este bien cocido, aplastar para obtener trozos más pequeños y combine con aceite de oliva, sal y pimienta. Mezcle bien.
5. Ahora podemos proceder al siguiente paso más importante.
6. Rocíe con spray de cocina una bandeja de moldes de muffin, y coloque la mezcla de brócoli por cucharadas en 9 cavidades más o menos.
7. En un bowl mediano a grande, coloque los huevos y claras, el queso parmesano rallado, sal y pimienta.
8. Solo falta hacer una cosa ahora
9. Vacíe en las cavidades aceitadas sobre el brócoli hasta que ¾ partes de la capacidad.
10. Cubra la mezcla con el queso cheddar rallado y hornee hasta cocción completa, 20 a 25 minutos aproximadamente.

11.	Sirva inmediatamente mientras están calientes.

12.	Puede almacenar los que sobren envueltos en plástico o algo similar, y mantenerlos refrigerados.

13.	¡¡Adelante, a comerlo!!

Porciones: 7 a 8
Información Nutricional:
Por Porción: 114,15 calorías
2,65 g de fibra
223,2 mg de Sodio
11,75 mg de Magnesio
6,13 g Grasa total
113,24 mg de Calcio
2,23 g de carbohidratos
7, 18 g Proteínas
134,88 mg de Potasio

Rápido bowl de quinoa cremosa para el desayuno

Ingredientes

- 2 cucharadas de Almendras laminadas
- 1 cucharadas de miel pura
- 1/2 taza de quinoa, cruda
- 1/2 cucharadita de canela en polvo
- 2 tazas de leche semidesnatada
- 1 1/2 a 2 fresas frescas, laminadas

Instrucciones

1. Reúna todos los ingredientes en un lugar.
2. Ahora por favor vacíe la leche en una cacerola y llévela a fuego medio o medio-alto hasta que hierva.
3. Ahora procedemos al siguiente paso más importante.

4. Una vez hirviendo, mezclar la quinoa enjuagada y llevar a hervor nuevamente.
5. Cubra la cacerola y ajuste el fuego a medio-bajo. Deje hervir suavemente por 13 a 15 minutos, o hasta que la quinoa absorba la mayor parte del líquido.
6. Ahora por favor retire la cacerola del fuego y remueva usando un tenedor.
7. Solo una cosa queda por hacer ahora.
8. Agregue la miel y canela en polvo a la quinoa y revuelva. Deje reposar por 15 minutos aproximadamente.
9. Sirva en 2 bowls y decore con las almendras y las fresas laminadas.
10.   Adelante, ¡¡disfrútelo!!

Porciones: 2

Barras de Cereal

Ingredientes:

- ½ taza de jarabe de maíz
- 2 tazas de cereal de arroz, tostado
- ½ taza de pasas
- ½ cucharadita de extracto de vainilla
- ½ taza de crema de cacahuate entera
- 1 a 2 tazas de avena
- ½ taza de azúcar morena

Instrucciones:

1. Junte todos los ingredientes en un solo lugar.
2. En un bowl grande, mezcle avena, cereal de arroz y pasas.
3. Ahora podemos seguir con los pasos más importantes.
4. Coloque azúcar morena, extracto de vainilla y jarabe de maíz en una sartén y mezcle bien. Sobre fuego medio lleve a

hervor revolviendo constantemente.

5. Una vez hirviendo, integre la mezcla de crema de cacahuate y siga revolviendo. Apague el fuego.

6. Vacíe la mezcla pegajosa de crema de cacahuate en un bowl mediano y mezcle bien usando una espátula.

7. Cuando los ingredientes están bien combinados, extienda la mezcla de granola en una lata para horno y presione.

8. Ahora por favor coloque en el congelador y deje enfriar al menos 1 hora aproximadamente.

9. Solo queda una cosa por hacer.

10. Antes de servir, deje enfriar la granola y corte formando las barras.

11. Puede comer las barras inmediatamente, o envasarlas

para llevar y comer como desayuno en la oficina.
12.	Disfrute el aroma y sirva.

Porciones 6

Divertidas Mitades de Melocotones Rellenas

Ingredientes

- ¼ a 1 cucharadita de pimienta de Jamaica molida
- ½ a 1 taza de frutas tropicales deshidratadas variadas (Como las de marca Sunkist)
- 1½ cucharadas de azúcar morena
- ½ a 1 taza de yogurt de vainilla, dividida
- 2 cucharadas de migas de galletas graham cracker
- 4 melocotones sin cuesco y partidos a la mitad
- 1 lata de néctar de Melocotón (12 oz ó 350 ml)
- 1/4 a 1/2 taza de almendras laminadas tostadas

Instrucciones

1. Junte todos los ingredientes en un lugar.

2. Por favor, precaliente el horno entre 340°F (170°C) y 360 °F (185°C) aproximadamente.

3. Ahora podemos seguir con los pasos más importantes.

4. Retire la pulpa de las mitades de duraznos dejando dos huecos al centro.

5. Reserve la pulpa vaciada.

6. Corte la pulpa en trozos muy pequeños.

7. Mezcle las migas de galletas con la pulpa de Melocotón picada, frutas deshidratadas, almendras, pimienta y azúcar morena.

8. Ahora coloque la mezcla de pulpa sobre cada mitad de durazno.

9. Coloque las frutas en una bandeja para horno

10.   Vacíe el contenido del néctar de melocotones en la bandeja de horno.

11.   Lleve al horno por aproximadamente 30 a 40 minutos, hasta que las frutas estén suaves y tiernas.

12.   Usando una cuchara rocíe el néctar de la bandeja sobre las frutas.

13.   Queda una cosa por hacer ahora.

14.   Unte cada fruta con yogurt.

15.   Ahora puede servir inmediatamente.

16.   Pero antes, disfrute el aroma, y ahora sí, puede servirlo.

Extraordinario Batido de Jugo de Pera

Lo que necesita
- 2 tazas de yogurt de vainilla desnatado
- 1½ tazas de leche desnatada
- ½ taza deconcentrado de jugo de pera congelado

El método de preparación
1. Junte todos los ingredientes en un lugar.
2. En un procesador de alimentos, mezcle todos los ingredientes.
3. Queda una cosa por hacer ahora.
4. Procese hasta que quede suave.
5. Sirva enseguida.
6. Disfrute el aroma y ahora sirva.

Porciones: 3
Tiempo: 5 minutos

Sopa Legendaria de Champiñón y Arroz

Ingredientes
- 2 a 3 tazas de Caldo de Verduras, bajo en sodio
- 1½ a 2 cucharadas de harina
- 1/4 a 1 taza de apio picado.
- Media cebolla blanca, cortada en pluma
- Pimienta negra
- ¼ taza de zanahorias cortadas
- 2 tazas de Half and half desnatado
- 1½ tazas de arroz cocido
- 1 cucharadas de aceite de oliva
- 1 a 2 tazas de champiñones blancos frescos, laminados
- ¼ cucharadita de tomillo
- 1 taza de vino blanco

Como Prepararlo
1. Junte todos los ingredientes en un lugar.
2. Coloque aceite de oliva en una

olla sopera y colóquela a fuego medio. Agregue la cebolla en pluma, el apio y las zanahorias. Cocine hasta que estén blandas. Agregue los champiñones, el vino blanco y el caldo de verduras.

3. Cubra y caliente. En un bowl mezcle half and half, harina, tomillo y pimienta.
4. Incorpore el arroz cocido. Vacíe la mezcla de arroz a la olla con los vegetales.
5. Cocine a fuego medio. Revuelva constantemente hasta que espese y salgan burbujas.
6. ¡¡Adelante, a comerlo!!